AF500500

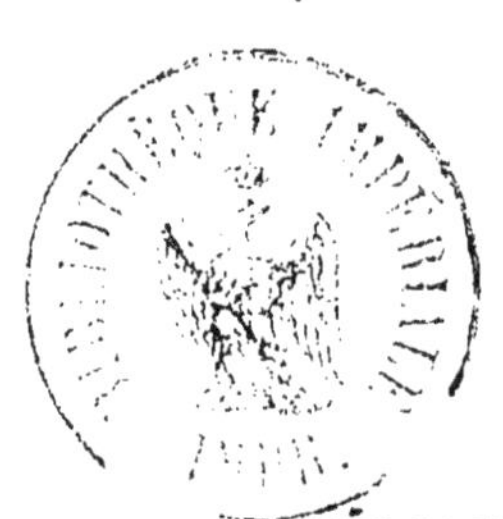

DÉCOUVERTE

DE CAUSTIQUES.

Imprimerie de COSSE et J. DUMAINE, rue Christine, 2.

DÉCOUVERTE

DE

CAUSTIQUES

Qui excluent l'instrument tranchant

DANS LA CURATION DES CANCERS, SQUIRRES, SCROFULES, ETC.,

PAR

M. Aimé GRIMAUD d'Angers,

Docteur Médecin de la Faculté de Paris, Médecin honoraire du XIe arrondissement,
auteur de plusieurs ouvrages scientifiques et littéraires,
membre de sociétés savantes, etc.

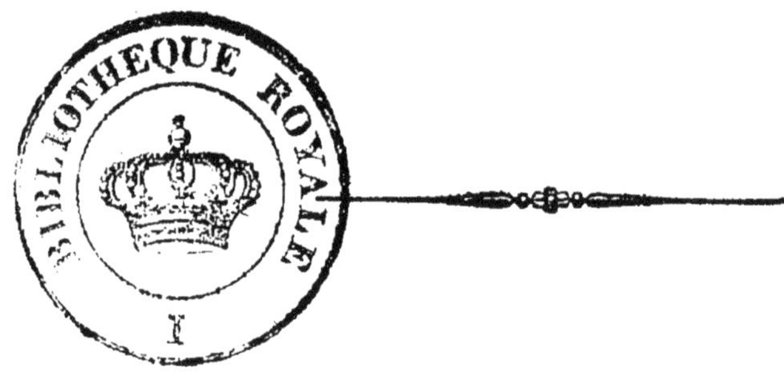

A PARIS,

Chez L'AUTEUR, rue de la Chaussée-d'Antin, 62;

Et chez BAILLIÈRE (J.-B.), rue de l'École-de-médecine.

1843

PRÉFACE.

Un de nos chirurgiens les plus distingués, M. Marx, élève et ami de Dupuytren, à qui je disais avoir découvert plusieurs caustiques : « Tant mieux, me dit-il, c'est là ce qui nous manque. » En effet, les médecins de tous les siècles ont aperçu les lacunes de la science sous ce rapport, et ont cherché des escarotiques contre une foule de maladies que l'instrument tranchant ne parvient pas à détruire, ou qu'il détruit imparfaitement. Dans cette catégorie sont la plupart des cancers, des ulcères de mauvaise nature, les fongus et les polypes de la matrice, etc. Il est encore d'autres maladies que le bistouri ou les instruments ne peuvent que difficilement combattre, tels sont les ulcères scrofuleux du cou, les plaies envenimées, etc.

On désirait donc vivement des auxiliaires des instruments tranchants, et la science, qui en possédait déjà un certain nombre, déplorait leur insuffisance, lorsque d'heureux essais furent faits dans les dernières années. Mais ils ne remplirent pas encore l'attente générale, et c'est pour chercher à atteindre ce but que je viens annoncer quinze nouveaux caustiques fort énergiques.

Ce nombre, qu'aucun autre médecin n'a jamais atteint, prouvera, je l'espère, mon ardeur et ma persévérance dans cette nouvelle carrière, et j'ose croire qu'on m'en saura gré.

DÉCOUVERTE

DE CAUSTIQUES

QUI EXCLUENT L'INSTRUMENT TRANCHANT

DANS LA CURATION DES CANCERS, SQUIRRES, SCROFULES, ETC.

Des Caustiques en général.

Etymologie. — Le mot caustique, *causticus* en latin, est un adjectif pris substantivement, qui tire son origine de καίω, *uro*, je brûle.

Définition. — On désigne sous le nom de caustiques des corps qui brûlent, charbonnent ou désorganisent les tissus vivants, soit par leur action physique, soit par leurs propriétés chimiques. Ils frappent de mort ces tissus et les convertissent en une *croûte* ou *escarre*, dont l'aspect varie suivant les substances employées.

Synonymie. — On nomme encore les caustiques, *cautères*, *escarotiques*.

Historique. — Soit qu'on remonte à l'origine de la médecine, soit qu'on suive les progrès des procédés opératoires chez les diverses nations du globe, on voit toujours les caustiques apparaître d'abord comme imitateurs des opérations de la nature, qui tantôt établit un émonctoire pour éliminer des humeurs hétérogènes, et qui tantôt frappe de mort une partie vivante dans un but conservateur. Aussi leur emploi s'est-il successivement étendu et doit-il s'étendre encore, à mesure que la thérapeutique fera de nouvelles conquêtes. Nul doute, en effet, que l'avenir, fort de l'expérience des siècles passés, ne révèlera des indications inconnues à notre temps, parce que ces agents médicamenteux et les procédés pour les employer se perfectionneront de plus en plus.

Les anciens ne connaissaient d'autres cautères que les corps capables de produire de la flamme (moxas), ou de s'imprégner d'une forte quantité de calorique (cautères actuels). Ainsi les végétaux et les métaux étaient les seuls caustiques dont ils se servissent. Hippocrate dit que souvent ils étaient faits avec des fuseaux de bois trempés dans de l'huile bouillante, avec des champignons secs et enflammés, ou bien encore avec des racines d'aristoloche enduites d'huile qu'on allumait ensuite. L'huile et le beurre bouillants jouirent d'abord d'une grande faveur; mais bientôt les substances métalliques, tels que le fer, le plomb, l'argent, le cuivre, furent échauffées et employées comme caustiques, et l'or surtout estimé le plus pur parmi elles. Plus tard, par suite des progrès de la chimie, on substitua à ces moyens imparfaits le vert-de-gris, le sulfate de cuivre, la chaux, l'arsenic, le sublimé corrosif, les acides concentrés, etc. De nos jours, on a découvert le chlorure de zinc et le caustique d'Heister, dit de Vienne, soit en poudre, soit solidifié : on l'a nommé caustique *bialcalin* lorsqu'il est en poudre, et caustique *Filhos* lorsqu'il est solidifié. Je viens en annoncer quinze nouveaux, que je décris à la fin de ce traité, et, certes, ce ne sont pas les moins actifs.

Classification. — Relativement à leur mode d'action, on dit les cautères *actuels* ou *métalliques*, lorsque cette action est instantanée, et qu'on les forme avec des métaux qu'on imprégne de calorique ; et *potentiels*, lorsque les corps eux-mêmes possèdent et dégagent un calorique très grand, et qu'il s'écoule entre leur action et leur application un temps plus ou moins long.

Dans l'enfance de la chirurgie, lorsque les moyens d'arrêter le sang étaient encore inconnus, les cautères actuels étaient fort en usage. Dans les grandes opérations, dans les amputations, par exemple, on se servait de couteaux rougis à blanc pour faire la section des chairs et cautériser en même temps les vaisseaux qui donnaient lieu à l'hémorragie. Quel effroi pour les malades et quelles douleurs aussi ! Mais, depuis bien des années, ils sont, à bon droit, tombés dans le discrédit, parce que les procédés opératoires se sont perfectionnés et ont abandonné ce qu'ils avaient de barbare. Nous ne nous occuperons point ici des cautères actuels.

Des Caustiques potentiels.

Les caustiques potentiels, au contraire, ont vu s'étendre de plus en plus leur emploi, parce qu'ils se sont multipliés, et qu'aux avantages des cautères actuels ils réunissent ceux de causer moins d'effroi et peut-être moins de douleur.

Classification. — Jusqu'à ce moment, on a classé les caustiques en *liquides* et en *solides*. Mais il faut en admettre de *mous* qui ont la *consistance du miel :* nous venons de les découvrir, et leur action n'est point inférieure à celle des plus énergiques.

Il est une autre classification des caustiques, c'est celle qui appartient à Schwilgué, qui admet que tantôt ils sont *absorbés* et que tantôt ils *ne le sont pas.* Ceux qui sont susceptibles d'être absorbés peuvent recevoir, ainsi que l'a dit M. Marjolin (Dict. en 21 vol.), le nom *de vénéneux*, parce que, transportés dans la profondeur des organes par la voie d'absorption, ils déterminent des accidents et la mort même, ainsi que Fernel l'avait observé et qu'on l'a également observé depuis lui.

De nos jours, la science exige plus que des distinctions peu pratiques, elle veut qu'on lui fasse connaître comment les caustiques agissent sur l'organisme vivant. Aussi, nous croyons devoir substituer aux classifications précédentes une classification plus importante, qui se fonde sur la *lésion primitive des tissus élémentaires* (*Phlegmasies folliculeuses*, 1820 ; *Phlegmasies érythémoïdes*, 1823 ; *Précis d'une nouvelle doctrine médicale fondée sur l'anatomie pathologique*, 1824 *et* 1829 ; *Classification des maladies de la peau et des médicaments*, 1831). Parmi ceux qui nous occupent, les uns sont *rubéfiants*, agissent sur le corps réticulaire, et les autres sont *albifiants*, en stimulant les vaisseaux qui contiennent des fluides blancs, exhalants et absorbants. Les alcalins, le chlorure de zinc, etc., sont dans la première classe ; les arsénieux, les mercuriaux, etc., dans la seconde. Ces derniers surtout peuvent être absorbés, puisque eux seuls portent leur action sur les bouches absorbantes. Cette distinction, comme on le voit, est loin d'être oiseuse, et fait voir la *lésion primitive* des tissus élémentaires sous l'action des caustiques ; mais elle devient bien plus utile lorsqu'il s'agit de faire un choix parmi les caustiques pour détruire la maladie que l'on a devant soi. Si le tissu est encéphaloïde ou cérébriforme, il est évident qu'il a été le produit des vaisseaux blancs, et alors il faut surtout que les caustiques albifiants concourent à les détruire, parce que eux seuls agissent sur des tissus similaires. Lorsque, au contraire, les tissus sont squirreux, les caustiques rubéfiants doivent faire les frais de la guérison : ils doivent être attaqués par les chlorures de zinc, d'ammoniaque, etc. C'est parce que ces idées n'ont jamais été émises autre part que dans mes ouvrages, et qu'on ne les a point fécondées, que l'application des caustiques a été faite jusqu'à ce jour avec un empirisme aveugle : reproche que je puis du reste faire à la thérapeutique médicale, dépourvue d'idées générales propres à la guider dans les voies secrètes que parcourent les agents de la nature à travers l'organisme malade.

Dans les deux derniers siècles, on employait un très grand nombre de caustiques composés ; mais, dit M. Marjolin (loco citato) : « La plupart de ces « remèdes vantés momentanément comme des spé- « cifiques certains contre les ulcères rebelles, les « squirres, les cancers, ont été appréciés à leur « juste valeur : ils sont oubliés. »

Des principaux Caustiques connus jusqu'à ces derniers temps.

La pierre à cautère, ou potasse caustique des pharmaciens ; le beurre d'antimoine, ou chlorure d'antimoine ; l'ammoniaque concentrée sous forme liquide ou incorporée, suivant la méthode de M. Gondret, dans du suif ou du beurre de cacao ; les acides sulfurique, nitrique ou azotique, hydrochlorique concentrés ; le chlore ; la pierre infernale, ou nitrate d'argent fondu ; le nitrate de mercure cristallisé dissous dans quantité suffisante d'acide nitro-muriatique (eau régale) ; ce même sel dissous dans l'acide azotique ; le sublimé corrosif, ou deutochlorure de mercure, soit en dissolution, soit en poudre, soit sous forme de trochisque ; le précipité rouge, ou deutoxyde de mercure ; l'acide arsénieux connu sous les noms d'oxyde d'arsenic, d'arsenic cristallin, d'arsenic sublimé, d'arsenic.

A ces caustiques, dont nous venons de copier les noms dans le Dictionnaire en 21 vol., imprimé en 1822, il faut ajouter la poudre de Rousselot, dont voici la formule :

Poudre de Rousselot.

Pr. Sang-de-dragon.	aa 2 onces,	64 grammes.
Cinabre.		
Arsenic blanc.		2 *id.*

Mélangez exactement.

Poudre du frère Côme.

Plus tard, le frère Côme modifia cette poudre de la manière suivante :

Pr. Cinabre.	2 onces,	64 grammes.
Sang-de-dragon.	1/2 once,	16 *id.*
Arsenic blanc.	2 gros,	8 *id.*
Poudre de savate brûlée.	2 gros,	8 *id.*

Mélangez.

Poudre d'Antoine Dubois.

Antoine Dubois y fit entrer les proportions suivantes :

Pr. Sang-de-dragon.	2 onces,	64 grammes.
Cinabre.	1 once,	22 *id.*
Arsenic blanc.	1 gros,	4 *id.*

Mélangez.

Poudre de Dupuytren.

Dupuytren vint ensuite lui faire subir les modifications suivantes :

Pr. Calomel à la vapeur.	3 onces,	96 grammes.
Arsenic blanc.	1 gros,	4 *id.*

Mélangez.

Poudre italienne.

En Italie, on a modifié la poudre arsénicale de la manière suivante :

Pr. Chaux délitée.	1 once,	32 grammes.
Bol d'Arménie.	*idem*,	*idem.*
Acide arsénieux (arsenic blanc). . .	*idem*,	*idem.*

Réduisez en poudre et mélangez.

Pommade arsénicale d'Hellmann.

Pr. Cérat simple.	1 once,	32 grammes.
Baume du Pérou. . . . . } Extrait de ciguë. . . . . }	aa 1 gros,	4 *id.*
Gouttes de Rousseau..	1/2 scrupule.	
Acétate de plomb en poudre. . . .	1 *id.*	
Poudre de Rousselot.	16 grains,	60 centigr.

Incorporez avec soin.

Poudre de Plouquet.

Pr. Renoncule.	1 once,	32 grammes.
Camomille puante.	1/2 once,	16 *id.*
Fleurs de soufre.	1 gros,	4 *id.*
Acide arsénieux.	2 *id.*,	8 *id.*

On en fait une pâte avec du blanc d'œuf.

Examen critique de l'action des Caustiques.

1° *Arsenic.* — L'acide arsénieux, jusqu'à ces derniers temps, a toujours été considéré comme le plus puissant caustique. Aussi, dans combien de formules diverses n'entre-t-il pas ! Mais les accidents auxquels il a donné naissance l'ont presque fait abandonner de nos jours. J'emprunte à M. Filhos (*Coup d'œil sur les caustiques employés dans le traitement des maladies du col de l'utérus, et en particulier sur le caustique de Vienne (d'Heister) solidifié*) le passage suivant : Voici ce qu'en dit Valescus de Tarensa :

« Si tu veux mortifier et corroder le cancer avec « des corrosifs, fais-le avec l'arsenic ; il n'a point « d'égal en pareil cas...

« Mais c'est avec terreur que je mets dans les on- « guents de l'arsenic, de l'orpiment, du vitriol et « les espèces d'ellébore, à cause des mauvais effets « que j'ai vu survenir à ceux qui s'en servaient. Un « soldat fit avec de ces drogues un onguent pour son « neveu qui avait la teigne, et le lui appliqua une « nuit sur la tête rasée. Le matin, on le trouva mort « dans son lit.

« Donc prends garde d'encourir l'infamie avec « de telles choses, et sers-toi de remèdes plus lé- « gers. »

On doit donc ne se servir des préparations arsénicales qu'avec réserve et sur des surfaces peu étendues, afin d'éviter l'absorption de ce poison, l'un des plus faciles à être absorbé.

2° *Potasse caustique.* — C'est un des caustiques les plus recherchés et les plus sûrs dans ses effets. Il est sous forme solide, en bâtons, en lentilles ou en pierres ; et par conséquent il pourrait rendre de très grands services, s'il ne se liquéfiait très rapidement et ne dépassait ainsi les limites qu'on désire atteindre. Son action sur une peau saine est telle, qu'au bout de trois ou quatre heures, il a formé une escarre dont les dimensions répondent à la quantité de potasse appliquée. Presque toujours, cependant, l'escarre est triple de la surface que couvrait le caustique. Cette escarre est dure, noirâtre et constamment bien circonscrite. Elle ne tombe que du quinzième au vingtième jour. Sur une surface dénudée et couverte de bourgeons charnus, la potasse caustique se liquéfie aussitôt, boursoufle les mucosités ou le pus, fait sortir quelques gouttes de sang, et noircit tout par son contact. Dans cette circonstance, l'escarre n'est, proportion gardée, jamais aussi profonde, mais ordinairement plus large. Lorsqu'on applique la potasse sur une petite surface saignante, elle noircit le sang en le boursouflant, mais l'arrête promptement s'il n'est pas trop abondant. L'escarre qu'on a faite sur des membres œdématiés ou sur des personnes très faibles, tombe avec une grande lenteur : la vie a peine à les séparer des parties vivantes. On en doit tirer un fâcheux pronostic.

Toutefois, après la chute de l'escarre produite par

ce caustique, la suppuration est d'abord sanieuse, mêlée de matière sanguinolente, puis de bonne nature, et de moins en moins abondante, à mesure qu'on s'éloigne de ce moment. Cette suppuration se manifeste quelques jours après la formation de l'escarre dans les limites des parties vivantes, autour de cette escarre même, qu'elle détache de plus en plus de la circonférence au sommet qui toujours se trouve au delà du derme. Le cérat, les cataplasmes, la favorisent et hâtent la séparation de la portion vivante de la portion morte ou escarre. On ne connaît point d'exemple d'absorption de la potasse.

Ce caustique puissant a servi jusqu'ici à former des exutoires, ouvrir des abcès froids surtout, « entamer, faire suppurer ou exfolier des kystes qu'il « serait dangereux ou impossible d'extirper en tota-« lité (Marj., *loc. cit.*). » On a été forcé de ne plus l'employer pour toucher et brûler les végétations cancéreuses du col de la matrice, parce qu'il a déterminé des métrites, des péritonites dangereuses : il se liquéfie et fuse avec trop de facilité. Mais, dans les morsures envenimées, il est d'une utilité réelle, parce que là on peut, en général, sans crainte, aller au delà des limites de ces morsures. Enfin, dans les deux premières périodes de la pustule maligne, surtout s'il n'y a point d'œdème, on peut cautériser avec la potasse caustique, dont le praticien, du reste, peut étendre l'usage. On sait que sur la peau, pour l'appliquer, il faut, par du sparadrap fenêtré et recouvert d'un autre non fenêtré, borner et circonscrire son action.

Dans les âges futurs on se servira, j'espère, du caustique d'Heister, dit de Vienne, du caustique Filhos, ou mieux des miens, pour remplir les indications auxquelles on voudrait arriver avec la potasse caustique. Il y aura plus de sûreté, plus de certitude de succès et de promptitude dans les effets.

3° *Nitrate d'argent fondu* (pierre infernale). — C'est le caustique le plus employé, et celui dont on a le moins à redouter les effets, parce qu'il est d'ordinaire assez résistant et peu cassant. Il est cependant des cas où il se brise et pourrait déterminer d'affreux accidents. Un jour, en cautérisant les amygdales, ma pierre se rompit, un long morceau resta sur la base de la langue, et si je ne l'avais immédiatement retiré, quel malheur ne pouvait-il pas arriver ! Aussi j'adopte avec beaucoup d'empressement le moyen de conservation et d'emploi que propose M. le professeur Duméril : « Il consiste à faire fondre sur le feu de « très bonne cire à cacheter, dite des graveurs, qui « contient beaucoup de laque. J'y fais tremper, au « moyen d'une pince à anneaux, les cylindres ou ta- « blettes dont je puis faire varier beaucoup la di- « mension. La matière s'y applique fortement ; elle « les recouvre complétement ; elle y adhère de tou- « tes parts et très fortement, comme un vernis inal- « térable à l'air et dont la surface est très lisse.

« Cette pierre infernale peut être touchée impuné- « ment. Elle ne tache pas les doigts ; elle a pris une « très grande solidité par son enveloppe ; elle résiste « à la pression du porte-pierre qu'elle n'attaque

« plus. On peut la découvrir, et au besoin seule-
« ment, à l'aide d'un grattoir ou d'une lame de cou-
« teau, dans un espace limité à volonté, ou dans un
« point seulement, afin de pouvoir la mettre ainsi et
« sans inconvénient en contact avec les aphthes, les fis-
« sures, les pustules et les surfaces ulcérées, que l'on
« a l'intention de cautériser ou dont on désire mo-
« difier la nature, en ménageant les parties voisines
« qui se trouvent ainsi préservées au moyen de la
« couche mince de laque qui couvre les autres par-
« ties du caustique.

« Le grand avantage que je reconnais surtout à
« cette sorte de préparation, c'est que je puis fixer
« solidement ce nitrate et le porter sans danger à
« une assez grande distance dans la gorge et dans les
« autres cavités. J'emploie pour cela une ente en bois
« des peintres ou manche de pinceau grêle et so-
« lide. Je fixe à l'une des extrémités un bourrelet de
« cire à cacheter bien chaude, et, sur cette cire ra-
« mollie, je fais enchatonner obliquement ou en tra-
« vers, soit une des plaques, soit un cylindre de ni-
« trate, et, quand le tout est refroidi, je mets à
« découvert, en la grattant, la portion de surface du
« caustique que je juge nécessaire de mettre à nu;
« et, par ce procédé, je ne crains pas que l'humi-
« dité fasse détacher la pierre de son chaton; car elle
« ne se mouille et elle n'agit absolument que sur les
« points où j'ai cru nécessaire d'opérer la cautérisa-
« tion. »

Le nitrate d'argent est indispensable à un médecin, soit pour réprimer l'exubérance des bourgeons charnus d'une plaie, soit pour élargir quelques canaux obstinés (cautérisation de l'urètre, etc.), soit pour une foule de cas, où l'on doit modifier la nature languissante des surfaces suppurantes, etc.

4° *Beurre d'antimoine* (chlorure d'antimoine ou muriate d'antimoine). — Epais, graisseux, blanc, demi-transparent, le caustique d'antimoine est très-énergique et a rendu de grands services dans les siècles précédents. Il était surtout employé pour cautériser la morsure des animaux enragés et de serpents vénimeux. On l'employait à l'état liquide; mais on ne pouvait ainsi borner son action. Il a été remplacé par d'autres escarotiques plus faciles à manier.

5° *Le sublimé corrosif, le nitrate acide de mercure, les acides hydrochlorique, nitrique et sulfurique* : ce sont les caustiques liquides les plus employés aujourd'hui. Quelques médecins ne trouvent pas de différence entre eux, quoiqu'il y en ait d'assez réelles. On doit en effet préférer le nitrate acide de mercure; il est plus escarotique, mais il peut déterminer des stomatites et la salivation mercurielle. Telle est la raison pour laquelle il doit être remplacé par d'autres caustiques qui offrent moins d'inconvénients. Il présente d'ailleurs ceux des autres moyens qui sont liquides. M. Récamier, pour porter dans le vagin et sur le col de l'utérus les caustiques liquides, commence par absterger avec soin la matrice, puis il introduit, au moyen de longues pinces à bec de grue, un bourdonnet de charpie ou de coton légèrement imbibé du caustique, et l'applique sur l'endroit malade. Dès que la cautérisation est faite, il injecte immédiatement une ou deux fois de l'eau froide, jusque sur le point cautérisé, afin de borner l'action du caustique. Certes, ces précautions sont bonnes ; mais atteignent-elles le but que se propose l'opérateur ?

Toutefois, les caustiques liquides ont une action assez limitée, superficielle, et ne peuvent détruire les tissus indurés, squirreux et encéphaloïdes. Presque toujours ils échouent lorsqu'on veut persister à détruire des tissus semblables. Souvent même ils les font dégénérer, parce qu'on est obligé de réitérer leur application, et qu'il est de règle de chercher à enlever la portion d'organe malade par le moins d'opérations possibles.

De tous les caustiques que nous venons de faire connaître, il n'y a guère que la poudre d'arsenic qui puisse servir à l'ablation des seins squirreux. Encore pourrait-elle produire de graves accidents, si on en mettait une certaine quantité à la fois. Avant ces derniers temps et la découverte des nouveaux caustiques, il était donc difficile de guérir les cancers des seins par des escarotiques. Aussi, tous les médecins contemporains ne connaissent-ils que peu les progrès que l'art a faits dans cette nouvelle voie de curation. Telle est la vraie explication de leur antipathie contre les caustiques. J'ose espérer pouvoir la déraciner de leur cœur en les mettant à même de vérifier par eux-mêmes tous les avantages qu'on peut retirer des caustiques découverts par moi. Puissé-je vulgariser une méthode que je crois supérieure à l'instrument tranchant dans une multitude de circonstances !

Caustiques nouvellement connus.

1° CHLORURE DE ZINC.

De nos jours, on a fait d'importantes conquêtes dans la causticologie. M. Haenck de Breslaw, en 1822, et après lui, en 1834, M. Canquoin, ont fait connaître les heureux résultats qu'ils avaient obtenus de l'emploi du chlorure de zinc.

On détermine avec ce caustique des escarres aussi profondes qu'on le désire; mais il produit son effet assez lentement, et paraît fort douloureux. Voici les formules que nous avons prises dans l'ouvrage de ce dernier :

1re Préparation.

Pr. Chlorure de zinc.	1 partie	en poids.
Farine.	1 *id.*	

2e Préparation.

Pr. Chlorure de zinc.	1 partie.
Farine.	2 *id.*

3e Préparation.

Pr. Chlorure de zinc.	1 partie.
Farine.	3 *id.*

4e Préparation.

Pr. Chlorure de zinc.	1 partie.
— d'antimoine.	1 *id.*
Farine.	1 partie et demie.
Eau commune.	30 ou 40 gouttes par once de chlorure pour chacune de ces préparations.

M. Canquoin a modifié ainsi la pommade d'Hellmann :

Pommade d'Hellmann modifiée.

Pr. Cérat simple.	1/2 once, 16 grammes.
Térébenthine fine.	1/2 gros, 2 *id.*
Gouttes de Rousseau. . } Acétate de plomb. . . . }	aa 1 scrupule, 80 centigr.
Chlorure de zinc.	1 gros, 4 grammes.

2° CAUSTIQUE D'HEISTER OU DE VIENNE, EN POUDRE, NOMMÉ BI-ALCALIN.

Ce caustique, dont on trouve la composition dans la Chirurgie d'Heister et dans le Dictionnaire de médecine de James, a été improprement nommé dans ces derniers temps caustique de Vienne, parce qu'il a d'abord été employé en poudre dans le grand hôpital de Vienne ; il le fut ensuite sous cette forme par MM. Henau, Trousseau, Taillefer, d'Honfleur, etc. Il est sans action sur l'épiderme à l'état sec ; mais il acquiert une singulière énergie dès qu'on y met un peu d'alcool, soit pur, soit affaibli, comme je l'ai expérimenté plusieurs fois. Il détruit alors l'épiderme avec une grande rapidité ; en quelques minutes, l'escarre est formée. Blanc, pulvérulent, d'une saveur forte, il se fait avec la chaux et la potasse caustique, qu'on réduit en poudre. Il est peu de moyens plus précieux pour déterminer une escarre. Je l'ai nombre de fois mis en usage; mais il escarifie quelquefois fort profondément et comme la potasse caustique, l'escarre est toujours plus large que la surface de la poudre employée, quoique certains médecins aient avancé le contraire. Il n'en est pas moins un des meilleurs caustiques que nous ayons, puisqu'il ne fuse pas, qu'il n'est pas très douloureux, et qu'il n'est point absorbé. En voici la formule :

Pr. Potasse caustique. . . . . . . } aa parties égales.
Chaux *id.* . . . . }

Réduisez en poudre fine et conservez dans un flacon bien fermé.

3° CAUSTIQUE D'HEISTER DIT DE VIENNE SOLIDIFIÉ, OU CAUSTIQUE FILHOS.

Frappé des inconvénients qu'offrent presque tous les caustiques, liquides surtout, M. Filhos, de concert avec M. Gallot, pharmacien, s'occupa de rendre le caustique d'Heister, de Vienne, solide. Après plusieurs essais, ils arrivèrent à formuler leur caustique de cette matière.

Pr. Potasse caustique. . . . . . . 2 parties.
Chaux caustique. . . . . 1 partie.

On fait fondre sur un réchaud allumé et on coule

la matière dans des tubes en plomb pour la conserver et pour s'en servir.

Avec ce caustique, on obtient tous les effets du caustique de Vienne en poudre, mais beaucoup plus sûrement et avec plus de facilité. C'est un médicament précieux, et M. Brullet, de Dijon, dit, dans une note qu'il vient de publier, qu'il ne se servira plus d'autre caustique que du caustique Filhos. Il est en effet d'un emploi si facile et d'une activité telle, qu'il doit être préféré à tous ceux qu'on a connus jusqu'à ce jour. Dans une foule de cas, il ne peut être remplacé, comme par exemple dans les fungus, les polypes utérins, etc. C'est sur une de mes malades qu'il a été employé une des premières fois par M. Amussat, à qui j'avais confié le soin d'opérer.

Heister s'y prenait (voyez sa Chirurgie) d'une autre manière que M. Filhos pour obtenir son caustique solide. La voici :

Pr. Potasse. . . . . } parties égales.
Chaux vive. . . . . }

Broyez-les séparément, et les mêlez ensuite. (C'est là le caustique de Vienne.)

Mettez-les dans un grand vase de verre, et versez dessus une grande quantité d'eau. Laissez le tout pendant une heure ou deux, jusqu'à ce que ces substances soient suffisamment incorporées l'une avec l'autre; séparez ensuite du reste de la masse, qui sera au fond du vaisseau, ce qu'il y a de dissous; passez-le à travers un linge, et le faites condenser sur le feu, dans un vaisseau de fer. Mettez ensuite cette matière condensée dans un creuset; faitez-la fondre sur un feu violent, et tenez-la sur ce feu jusqu'à ce qu'elle prenne la consistance de l'huile. Versez-la ensuite dans un autre vaisseau ou mortier; coupez-la par morceaux ou la broyez avant qu'elle soit entièrement froide, et gardez-la dans un vaisseau bien fermé et mis dans un lieu sec. On en tirera de ce vaisseau autant qu'il en faudra pour ouvrir un abcès, et on l'appliquera soit en masse, soit broyée grossièrement dans un mortier, sur la partie affectée, de façon qu'elle ne puisse s'en écarter. Si on ajoute à ce caustique quelque substance humide, il opérera plus promptement, et n'emploiera pas ordinairement plus d'une heure ou deux à corroder les parties adjacentes. Il perd de sa qualité corrosive à mesure qu'il vieillit. »

Cas où les Caustiques doivent être employés.—Tous les ulcères rebelles, les cancers, les squirres, les scrofules, les varices, etc., peuvent être combattues avec succès par les caustiques, et même, dans la plupart des cas, ces médicaments sont plus efficaces et produisent des guérisons radicales, quand l'instrument tranchant n'empêche pas la récidive. Faute de connaître l'usage des caustiques, et peut-être par système arrêté, bien des médecins ne peuvent parvenir à guérir des ulcères chroniques et de mauvais caractère. En voici des exemples.

Observation 1re.

Madame Castin, Créole, âgée de 27 ans, d'un tempérament lymphatique, portait depuis deux ans plusieurs ulcères scrofuleux au cou, et s'était confiée à M. M***. Consulté par elle, je lui promis, à son grand étonnement, guérison en un mois, six semaines, et je tins parole, avec l'application simple de la potasse caustique, dont l'escarre tombe au bout de 15 ou 20 jours.

Observation 2e.

Madame Mouch**, âgée de 23 ans, d'un tempérament lymphatique, coloriste et adonnée aux travaux assidus, avait sept ulcères scrofuleux au cou et deux sous l'aisselle droite. Malade depuis huit ans, elle avait consulté un grand nombre de médecins, lorsqu'elle vint me voir, et en moins de cinq mois tout était parfaitement guéri par l'usage de la potasse caustique, appliquée d'abord timidement, et en dernier lieu par l'application de l'iodure de zinc. Ici la guérison fut longue, parce qu'il y avait des fistules de grande profondeur.

Je pourrais rapporter plus de vingt faits pour faire voir combien il est peu de médecins habiles à manier les caustiques, mais je craindrais de nuire à la considération qui doit les entourer.

Que ne dirai-je pas de l'opiniâtreté qu'ont les chirurgiens qui ne voient que l'instrument tranchant capable d'enlever des tumeurs soit cancéreuses, soit squirreuses des seins? Je sais qu'il est une foule de cas où l'on peut, sans inconvénient, se servir, et même avec un égal avantage, pour en faire l'ablation, du bistouri ou des caustiques ; mais il en est un bon nombre d'autres où ces agents sont préférables. La tumeur est-elle circonscrite, sans adhérences, non accompagnée de ganglions axillaires; on peut alors indifféremment employer l'une ou l'autre méthode. Mais est-elle, au contraire, irrégulière, avec adhérences, ou accompagnée de ganglions, ou bien encore suppurante; les caustiques doivent être préférés au bistouri. Dans ce cas, il faut que la plaie suppure et enlève les humeurs dont l'économie est surchargée, non-seulement localement, mais encore dans des organes éloignés. C'est une purgation locale dont elle a besoin. Telle a toujours été l'opinion des grands maîtres en chirurgie, des Dubois, Dupuytren, Boyer, etc.; et je suis persuadé que, s'ils avaient eu à leur disposition les moyens précis et énergiques dont la thérapeutique chirurgicale s'est enrichie depuis quelques années, ils auraient enlevé les seins ou les tumeurs des autres organes, tantôt avec l'instrument tranchant et tantôt avec les caustiques potentiels. De leur temps, ceux de ces agents qui étaient connus étaient susceptibles d'être absorbés, et d'occasionner d'affreux accidents et quelquefois la mort, lors même qu'ils étaient appliqués en petite quantité. De nos jours on n'a rien à redouter de semblable : jamais il n'y a d'absorption. Quel immense avantage! quelle sécurité pour les malades et les médecins!

Dans les ulcères variqueux si terribles et si difficilement curables, faites une application de caustique au centre, et vous guérirez. Ambroise Paré ne vous en a-t-il pas donné l'exemple, et n'obtint-il pas sa liberté par une cure semblable, au lieu de donner une rançon ? N'est-ce pas le vrai moyen de dénaturer une ulcération ancienne et dont le fond est lardacé ?

Dans les ulcères du nez, des lèvres, des joues, etc., lorsqu'ils ont un cachet cancéreux, ne doit-on pas préférer les caustiques ? L'instrument tranchant peut-il aussi facilement amener une guérison radicale ? Non, sans doute.

3e *Observation.*

M. Chaud....., employé aux armées impériales, portait au nez une petite ulcération d'assez mauvais aspect. On la lui enleva trois fois avec l'instrument tranchant, à trois ou quatre mois d'intervalle. Après la troisième opération, elle reparut encore, et alors, soupçonnant un virus vénérien, il vint à la maison de santé des Capucins, dont j'étais le chirurgien interne. On lui fit subir un traitement mercuriel, et l'ulcère fit des progrès. On appliqua le caustique du frère Côme, et en peu de temps la guérison fut complète.

4e *Observation.*

J'ai vu récemment un bon paysan qui, pour un ulcère du nez, avait déjà été soumis quatre fois au tranchant du bistouri sans aucun succès, et que le caustique de chlorure de zinc paraît avoir radicalement guéri.

Dans les abcès des aines, du cou, des ganglions lymphatiques, de quelque nature qu'ils soient, s'ils ont une tendance à marcher avec lenteur, il faut ouvrir leurs parois avec les caustiques, soit avec la potasse, soit avec le caustique d'Heister, soit avec celui de M. Filhos, soit avec l'un des miens. Cullerier oncle et Cullerier neveu, mes anciens maîtres, à qui je dois tant, n'ouvraient presque jamais les bubons qu'avec les caustiques, dans le double but de donner de l'activité aux parois du foyer et d'obtenir une cicatrice plus belle ; car il est remarquable que la cicatrice qui se forme après les escarotiques est toujours plus belle que celle qui naît à la suite de l'instrument tranchant.

Peut-on se passer des caustiques dans les fungus de la matrice, etc., dans les engorgements et les ulcérations du col de cet organe ? Non, vraiment.

Le sentiment des médecins est unanime. Le bistouri et le cautère actuel ne peuvent rivaliser avec eux. L'expérience s'est prononcée mille fois en leur faveur. Mais ici le choix des caustiques n'est pas indifférent ; et, à l'exemple de MM. Amussat et Filhos, je préfère ceux qui sont solides, et, certes, ils sont peu nombreux. Laissant de côté le beurre d'antimoine, je ne vois que le nitrate d'argent, le caustique Filhos et les miens, qui puissent répondre à l'attente des médecins.

Dans l'avenir, on préférera également les caustiques solides pour s'opposer à la marche du venin des animaux immondes, des serpents, des chiens enragés, etc.

La pustule maligne, le charbon, etc., seront aussi combattus, dès le début, avec le plus grand avantage par les caustiques solides ou en poudre récemment découverts.

La gangrène même, à son début et aussi lorsqu'elle est déclarée, pourra être limitée, si elle n'est point trop étendue, par l'usage des caustiques solides ou en poudre.

Enfin, il est une foule d'indications à l'usage de ces puissants moyens, que la sagacité du médecin lui fera découvrir dans la pratique. Cet usage ne peut que s'étendre de plus en plus, puisqu'ils sont plus parfaits et plus nombreux.

Comparaison du cautère actuel et des caustiques. — Dans le Dictionnaire en 21 vol. (*loco citato*), M. Marjolin dit que « les caustiques agissent avec « moins de promptitude que le cautère actuel. » Je ne sais jusqu'à quel point est fondée cette assertion, depuis qu'on a remis en vogue le caustique d'Heister ou de Vienne, depuis surtout que celui de M. Filhos et les miens sont trouvés. L'effet de la plupart de ces caustiques est instantané. En quelques minutes il est produit et l'escarre déjà profonde. Le cautère actuel, ou feu, appliqué sur nos tissus, met, montre en main, trois ou quatre minutes pour déterminer une escarre de deux ou trois lignes d'épaisseur : je l'ai vérifié plusieurs fois. Je crois que les caustiques récemment découverts ne le cèdent en rien au feu, et sont bien moins effrayants pour le malade. J'ai toujours vu l'appareil du feu produire des angoisses indicibles, et les cicatrices être difformes et douloureuses pendant longtemps, quelquefois même des années. On ne peut rien reprocher de semblables aux caustiques. Les cicatrices qu'ils laissent sont toujours unies, lisses, non ridées, jamais gaufrées comme celles que forme trop souvent le feu. Quant aux douleurs que déterminent les escarotiques, peut-on dire, avec M. Marjolin, « qu'elles sont bien plus considé« rables que celles qui résultent de l'application du « feu (*loco citato*)? » Je ne le pense pas, même à présent que j'ai mis en usage les caustiques récents. La douleur du feu est atroce et celle des caustiques supportable. En admettant la première proposition de M. Marjolin, que les caustiques ont moins de promptitude dans leur action que le cautère actuel, il semblerait y avoir contradiction dans sa manière de voir. En effet, si les caustiques agissent plus lentement, la douleur qu'ils occasionnent doit être nécessairement moins vive dans un temps donné; mais elle sera plus longue et plus facile à endurer. Il ne me paraît pas possible qu'il en soit différemment. Plus un corps brûle nos tissus vivants avec rapidité, plus la douleur est terrible jusqu'au moment où ils sont désorganisés. Toutefois, les caustiques récents, par cela même que leur action est prompte et presque instantanée, font naître des souffrances bien grandes, quelquefois atroces, mais pourtant toujours supportables.

Les Caustiques sont-ils préférables à l'instrument tranchant dans la curation des cancers?

Cette question que les anciens semblaient avoir résolue affirmativement, à voir l'art avec lequel ils appliquaient les caustiques, et leur opinion sur la nature des cancers, serait jugée différemment par les médecins modernes, peu habitués à manier ces agents destructeurs. Les chirurgiens surtout, qui ne connaissent que l'emploi de l'instrument tranchant, et qui s'en servent avec habileté, se décideront promptement en sa faveur sans se préoccuper trop de la *lésion primitive des tissus élémentaires* dans la maladie. Pour nous, avant de nous prononcer, cherchons quelle est cette *lésion primitive* dont j'ai, le premier, parlé dans mes ouvrages, et ce qu'il se passe dans l'ablation d'un sein cancéreux par le bistouri, et dans sa destruction par les escarotiques. Ce sera le moyen de porter un jugement sûr, fondé sur l'observation, guide éclairé que doivent toujours suivre les médecins. Nous avons donc deux choses à considérer dans cette question subordonnée à la première. Examinons-les avec maturité et discernement.

1° *Quelle est la lésion primitive des tissus élémentaires dans les cancers cérébriformes ou encéphaloïdes et dans les squirres ?*

Des recherches anatomiques faites avec beaucoup de soin et de sagacité par M. le professeur Bérard, ont constaté l'absence de vaisseaux veineux et la présence de nombreux vaisseaux artériels dans le tissu encéphaloïde. Or, de quelles fonctions sont chargés les capillaires artériels? De la mélanhématose (mot que je crée pour désigner la *sanguinification noire*), de la calorification, de l'exhalation et de la nutrition. Ne sont-ce pas là justement les fonctions lésées dans le cancer cérébriforme, et surtout la nutrition? Ne voyons-nous pas cette dernière fonction de plus en plus altérée dans cette espèce de cancer, puisque des dépôts de matière hétérogène, de matière qui n'a d'analogue que dans un organe de l'économie, se sont formés successivement et par aberration dans nos organes. Qu'en devons-nous conclure? C'est que les deux fonctions fondamentales, *l'innervation* et la mutation (mot qui me sert à caractériser la fonction fondamentale du système vasculaire, qui n'a jamais été entrevue) ont été déviées de leur but conservateur sous l'influence d'une cause quelconque; c'est que les tissus vasculaires et nerveux ont été assez profondément lésés dans leur structure, et se sont assez multipliés pour qu'il y ait un changement de produits dans leurs fonctions élémentaires. C'est donc enfin la multiplication des vaisseaux nutritifs et sans doute aussi des filets nerveux qui président à leurs fonctions, dont nous devons constater la lésion dans le tissu encéphaloïde. Et ces capillaires nutritifs et nerveux, qui les soutient? Où se trouvent-ils? Toujours dans la trame générale de l'économie, dans le tissu cellulaire. Telle est l'explication des changements que le scalpel nous démontre, et la dernière analyse des recherches anatomiques sur le cancer cérébriforme.

Quant au squirre, si nous nous éclairons au flambeau de l'analyse, nous verrons que la lésion primitive des tissus élémentaires qu'on y observe est la même, mais avec des transformations différentes, avec des dépôts variables, qui me semblent dus à la participation plus ou moins prompte, plus ou moins directe des vaisseaux lymphatiques et des veinules. S'il en est ainsi, m'objectera-t-on, pourquoi ces différences ? Je répondrai : peut-être résident-elles dans la cause morbifère, peut-être dans les éléments constitutifs de l'économie au moment où elle a agi, peut-être enfin dans une surabondance de nutrition, dont l'organisme a besoin de se débarrasser, ou par laquelle il prélude à sa destruction.

Toutefois, observons que dans ces deux cas la force d'absorption est, sinon anéantie, du moins de plus en plus faible, puisque le dépôt anormal augmente, distend et vicie graduellement les tissus. Bientôt la suppuration, qui n'est qu'un acte conservateur, s'établit. Si on ne la tarit, si l'art n'intervient, l'œuvre de destruction commence, continue et s'achève, après avoir, par sympathie, réagi sur les bouches sécrétantes de quelque organe profond et surtout sur celles des organes digestifs, et cela d'autant plus promptement qu'il y a eu plus d'hémorragies.

2° *Que se passe-t-il dans l'ablation d'un sein cancéreux par le bistouri et dans sa destruction par les caustiques ?*

Par ce qui précéde, on voit que l'acte conservateur, la suppuration, dévance l'acte de destruction, qui ne se fait apercevoir que lorsque le secours médical manque. Si l'on veut guérir, suivons donc les procédés de la nature; faisons suppurer après l'opération, pour purger, soit localement, soit généralement, l'économie vivante, dans laquelle les matériaux de nutrition et de sécrétion prédominent; mais cherchons à éviter les hémorragies, puisqu'elles activent, ainsi qu'on vient de le voir, les progrès du cancer; puisqu'elles ont pour résultat de soustraire le sang rouge, déjà en plus faible quantité que les fluides blancs ou sécrétés. Or, dans l'opération par le bistouri, quelle perte de sang n'a-t-on pas ! Est-il donc étonnant qu'à sa suite arrivent les récidives ? Dans l'opération par les caustiques, au contraire, ne suit-on pas le vœu de la nature, qui, pour éliminer et détruire une portion d'organe, le fait suppurer préalablement, et purge ainsi l'organisme ? Si l'on méconnaît la justesse de ces idées, qu'on se reporte au procédé d'Ambroise Paré pour guérir un vieil ulcère, à celui des agriculteurs pour assainir une prairie trop humide, et à celui de l'économie vivante pour détruire une fièvre éphémère, où les sueurs abondantes rétablissent l'équilibre. Qu'on se rappelle aussi la conduite des grands chirurgiens qui faisaient plus ou moins suppurer après les opérations du cancer.

Maintenant que nous avons tous les éléments nécessaires à la solution de la première question, disons que les caustiques qui dénaturent les tissus cancéreux et imitent le procédé de la nature en produisant une abondante suppuration, sont en cela préférables au bistouri. Sous le rapport de la douleur, ils en déterminent une moins vive dans un instant donné, mais plus longue en durée, plus facile, par conséquent, à être supportée. Quant à l'hémorragie, elle n'a point lieu sous l'application des escarotiques, qui en acquièrent un immense avantage et n'affaiblissent point l'économie, ainsi que le fait l'instrument tranchant. Enfin, la guérison ne se fait pas plus désirer dans l'un et l'autre cas, si l'on sait manier les agents caustiques. Ajoutez aux avantages qu'ont déjà ces agents qu'ils ne causent pas d'effroi, et vous ne balancerez point à leur accorder la préférence, non dans tous les cas, mais dans ceux que nous avons indiqués précédemment.

DES CAUSTIQUES

DÉCOUVERTS PAR MOI EN 1843,

AOUT ET SEPTEMBRE.

Pendant mon séjour dans les hôpitaux, et dans le cours de ma pratique civile, j'avais été vivement frappé des inconvénients que présentaient tous les caustiques connus. Peu sûrs dans leur emploi extérieur, ils se prêtaient tous difficilement à être portés dans la profondeur des organes. Ceux qui sont sous forme liquide ne pouvaient concentrer leur action, et souvent frappaient de mort les parties saines et voisines. Et ceux qui sont solides, ou m'offraient les mêmes accidents, ou n'avaient pas la force que j'aurais voulu leur donner. Aussi vis-je avec grand plaisir l'annonce du caustique de Vienne solidifié, par M. Filhos, et la supériorité dont il jouissait. J'allais l'employer pour enlever le sein squirreux d'une de mes malades, lorsqu'il me vint à l'idée que je devrais en chercher de plus parfaits, si c'était possible. Mettant alors à profit les connaissances approfondies que m'avait données une étude des médicaments, non interrompue depuis 1820, je priai MM. Habert, pharmacien, 31, rue de la Barillerie, et Hébert, son premier élève, de me faire la composition suivante :

CAUSTIQUES EN POUDRE.

1° *Caustique tri-alcalin n° 1 en poudre.*

Pr. Potasse caustique.	ãã parties égales.
Chaux.	
Baryte.	

Triturez ensemble et conservez dans une fiole bien fermée.

Je l'essayai pour faire deux cautères momentanés sur le ventre d'une de mes malades. J'en délayai avec de l'eau un peu moins que le volume d'un petit pois, et j'appliquai, sur deux endroits différents du ventre, le caustique de Vienne en poudre, et le tri-alcalin ; les quantités étaient les mêmes ; mais l'escarre du tri-alcalin fut plus large, plus profonde et, me dit la malade, plus prompte.

Ce caustique puissant, pulvérulent, blanc, attire peu l'humidité de l'air. Comme le caustique d'Heister en poudre, il n'attaque guère l'épiderme, s'il est sec ; mais qu'on le mêle à de l'eau ou de l'alcool, il brûle la peau aussitôt qu'il est en contact avec elle. Il ne fuse ni ne se liquéfie point, et se conserve toujours sous la forme de poudre jusqu'à ce qu'il se soit entièrement combiné avec nos parties vivantes, jusqu'à ce qu'il n'en reste pas un atome. D'une saveur très caustique, on peut, sans qu'il s'altère ou perde de sa causticité, le garder longtemps dans une fiole bien fermée. Depuis la première fois, je l'ai toujours appliqué délayé avec de l'acool, et son action sur le derme a été immédiate, violente, douloureuse, plus prolongée, je crois, que celle du caustique bi-alcalin, mais aussi plus profonde. Une couche de l'épaisseur d'une feuille de papier ordinaire a produit une escarre que je voyais devenir noirâtre à l'œil nu et de 12 ou 15 millimètres de profondeur, et d'une largeur trois fois plus grande que celle du caustique. Constamment les escarres ont été parfaitement limitées et dessinées, lors même que je ne prenais pas de précaution pour parvenir à ce but. Qu'il soit en contact avec l'air ou couvert soit de charpie, soit de sparadrap, le tri-alcalin n'en agit pas avec moins d'énergie. Sur les chairs vives, il paraît qu'il ne peut s'étendre aussi profondément, à moins toutefois que les tissus squirreux et durs sur lesquels je l'ai appliqué, n'aient mis obstacle à son action. Comme la potasse, il rend d'abord fluide le sang de la surface, puis le boursoufle, le noircit et l'affaisse ensuite graduellement. Si la couche appliquée est un peu considérable, il lui faut plusieurs heures pour que la combinaison soit entière et complète avec les tissus vivants. Je ne l'ai point expérimenté sur le cadavre, mais déjà un grand nombre de fois, soit pour remplacer des moxas que j'aurais appliqués sur le ventre, soit pour faire des cautères momentanés en différents endroits, soit pour cerner une sein squirreux, comme je le dirai plus tard. S'il existe une différence entre le bi-alcalin et mon tri-alcalin, elle porte, je crois, sur deux points : le premier de ces caustiques a peut-être une action plus prompte, mais le second en a une plus profonde.

2° *Caustique quadri-alcalin en poudre.*

Les heureux effets que j'avais vus se développer sous l'application de mon caustique tri-alcalin, n° 1, m'encouragèrent à tenter de nouvelles combinaisons, et celle des quatre oxydes alcalins se présenta tout naturellement à mon esprit. J'invitai MM. Habert et Hébert à vouloir bien me faire la suivante :

Pr. Potasse caustique.	ãã parties égales.
Chaux.	
Baryte.	
Strontiane.	

Broyez et conservez dans un flacon bien fermé.

Dès que je l'eus, je fis plusieurs cautères sur le ventre d'un de mes malades, atteint naguère d'anasarque par suite d'un rétrécissement de l'orifice auriculo-ventriculaire gauche, et qui n'avait plus qu'un peu de gonflement dans l'abdomen ; et je vis que le caustique avait la même énergie, la même instantanéité que le tri-alcalin n° 1. Bientôt je m'en servis pour ouvrir un abcès froid et considérable, que portait un de mes petits malades vers le milieu de la cuisse gauche. A peine avait-il touché sur la peau que l'enfant jetait des cris, et qu'il prononçait sans cesse ces mots : Ça me brûle. Enfin, je fis quelque temps après l'ouverture d'un abcès que portait aux lombes, une mulâtresse, et l'effet fut aussi prompt qu'heureux ; mais toujours il s'accompagna de douleurs ives. En effet, les souffrances qu'il occasionne me paraissent aussi fortes sous l'action de ces deux caustiques. J'ai pu détruire avec le quadri-alcalin des verrues assez grosses, en le laissant quelques secondes en contact avec elles. L'escarre noirâtre était déjà grande et épaisse. Dans tous ces cas, je me suis servi de l'alcool pour en faire une pâte et pour l'étendre plus facilement.

Comme le tri-alcalin n° 1, le caustique dont je m'occupe est pulvérulent, blanc, peu déliquescent, et capable par cela même de se conserver longtemps dans des bouteilles bien fermées. A l'état sec, il n'attaque point le derme, et, comme le tri-alcalin n° 1, il ne fuse point, et reste sur la partie où il a été appliqué, jusqu'au dernier atôme, pour se combiner avec elle, ce qui indique une action assez prolongée. En effet, d'après le petit nombre de faits que je possède, il me semble qu'il lui faut, pour parcourir sa sphère d'activité, une ou trois heures, selon la quantité de pâte employée. En un mot, il me paraît exister peu de différence entre ces deux caustiques : ils semblent rivaliser de puissance et de vitesse d'action.

3° *Tri-alcalin n° 2 en poudre.*

Après avoir découvert les deux puissants caustiques ci-dessus, j'eus l'idée de faire la préparation qui suit :

Pr. Chaux.	
Baryte.	āā parties égales.
Strontiane.	

Triturez et réduisez en poudre.

MM. Habert et Hébert me la firent, et dès le même jour, je l'appliquai sur un ulcère scrofuleux, qui était en partie cicatrisé, et qui avait une croûte assez épaisse. Cette croûte non-seulement fut charbonnée en peu de temps, mais mon caustique eut bientôt fait une escarre assez profonde. La douleur fut vive, se développa presque dès que le caustique eut touché l'ulcère, mais fut de peu de durée. Je ne l'ai pas expérimenté depuis cette circonstance. A dire vrai, j'y attachais moins de prix qu'aux autres. Toutefois je saisirai les premières occasions qui se présenteront, pour bien apprécier sa sphère d'énergie. La couleur de ce caustique est à peu près la même. Cependant chez lui comme dans le quadri-alcalin, la couleur de la strontiane donne au caustique une teinte légèrement rosée. Ici l'alcool m'avait servi à le délayer.

4° *Iodure tri-alcalin en poudre.*

Lorsque j'eus découvert et expérimenté le caustique que je ferai connaître sous le nom *d'iodure* tri-alcalin, je songeai à faire faire la poudre suivante par MM. Habert et Hébert.

Pr.		
Pr.	Iodure de potassium.	ãã parties égales.
	Potasse caustique.	
	Chaux.	
	Baryte.	

Réduisez en poudre, mêlez et conservez dans des flacons bien fermés.

Je l'essayai sur un de mes malades qui porte des

ulcères scrofuleux et dont je parlerai plus tard. Il s'agissait de détruire un pont ou portion de peau et de tissu cellulaire, intermédiaire à deux ouvertures fistuleuses. En quelques secondes, je vis cette poudre délayée avec assez d'eau pour en faire une pâte, déterminer avec escarre noire, et le lendemain je m'assurai que toute cette portion de peau avait été détruite. Le malade avait souffert pendant deux heures. Dès lors j'en conclus que c'était un nouveau caustique acquis à la science.

L'iodure tri-alcalin en poudre est d'une couleur d'un blanc légèrement rosé, d'une saveur caustique très prononcée, d'une puissance d'action fort grande, qui ne le cède à aucun des caustiques pulvérulents connus. Il n'est point déliquescent ni efflorescent. Avec de l'eau ou de l'alcool, on en fait facilement une pâte qui, comme on vient de le voir, possède une grande énergie. Je ne crains point d'avancer que l'expérience, cette pierre de touche des sciences d'observation, confirmera de plus en plus ces données. On va d'ailleurs apprécier la valeur de l'iodure tri-alcalin solidifié dans ce qui va suivre.

DES CAUSTIQUES SOLIDIFIÉS.

Il est une foule de circonstances où les caustiques solidifiés obtiennent plus d'avantages que les mêmes agents liquides ou en poudre. Faut-il, en effet, les porter dans les cavités de l'économie; on choisira toujours les caustiques solidifiés, s'ils sont actifs et s'ils ne fusent pas. Ainsi dans les polypes de l'utérus, sur les ulcères du col de cet organe, dans la bouche, dans certains trajets fistuleux, etc., etc., ces agents seront plus avantageux; et comme ils sont plus faciles à manier, ils seront encore sûrement mis en usage de préférence aux escarotiques en poudre ou liquides. Mais s'ils ne se liquéfient point trop facilement, ils auront seuls l'empire de l'escarification. Nous en avons la preuve dans l'enthousiasme qu'a excité le caustique d'Heister solidifié par un nouveau procédé. Beaucoup de médecins en vantent déjà les heureux résultats. Et si la chirurgie éprouve une lacune dans sa thérapeutique, c'est sans contredit sous le rapport des caustiques solidifiés. La potasse caustique, la pierre infernale et le caustique Filhos, voilà vraiment les seuls qu'ait la science. Nous venons en ajouter plusieurs nouveaux dont l'activité est des plus grandes, et nous croyons avoir ainsi rendu un grand service à l'humanité.

Tous les caustiques solidifiés peuvent être protégés par la cire à cacheter des graveurs, comme le conseille M. Dumeril.

1° *Iodure tri-alcalin solidifié.*

Pensant bien que l'on aurait de la peine à mettre en cylindre les tri-alcalins, je priai MM. Habert et Hébert de vouloir bien essayer de couler, après les avoir fait fondre, les quatre substances qui suivent :

Pr. Iodure de potassium. . . . . . . } ãã parties égales.
Potasse caustique.. . . . . }
Chaux. . . . . }
Baryte. . . . . }

Et le résultat fut un composé solide, susceptible d'être converti en pierre ou en cylindre, peu déliquescent, d'une couleur d'un gris rougeâtre, d'une saveur très styptique, d'une causticité remarquable, charbonnant avec la plus grande promptitude les tissus vivants avec lesquels il est mis en contact, sans qu'il soit nécessaire d'y joindre de l'eau ou de l'alcool pour hâter son action. Il est assez dur, par conséquent peu friable; et un petit morceau se conserve près d'une heure sur un marbre sans tomber entièrement en déliquescence; ce qui reste est une espèce de carcasse poreuse, d'où il semble que les substances caustiques se soient échappées.

Appliqué sur la peau sèche, il la charbonne en noir, lors même qu'il n'est point ramolli. Sur des parties dénudées, il produit les mêmes effets que le caustique tri-alcalin n° 1; mais il ne fuse point, et l'escarre ici est moins profonde. Je l'ai employé pour détruire des verrues, dont j'avais enlevé avec le bistouri la superficie, qui était devenue saignante, et dont la cautérisation fut prompte et douloureuse. Apposé sur des chairs vives, il se comporte comme la potasse et le tri-alcalin n° 1, seulement les escarres sont plus profondes par l'iodure tri-alcalin solidifié.

Converti en bâtons, il peut être porté dans la profondeur des organes, et cautériser promptement les fungus, polypes, etc. Enveloppé de cire à cacheter fine, il est plus résistant et peut mieux s'approprier aux exigences des indications. C'est le plus résistant des caustiques.

2° *Tri-alcalin n° 1 solidifié.*

Les trois substances qui le composent sont peu propres à être converties en solides. La baryte et la chaux fondent difficilement. Cependant, MM. Habert et Hébert sont parvenus à faire des morceaux de tri-alcalin avec des proportions différentes. Voici une des formules :

Pr.	Potasse caustique.	10 parties.
	Chaux.	5 *id.*
	Baryte.	5 *id.*

Faites liquéfier et étendez sur une table de marbre.

Les morceaux obtenus sont assez durs, de couleur gris bleuâtre, se conservent longtemps dans une fiole fermée avec un bouchon, se ramollissent assez promptement à l'air. On ne peut en faire des cylindres. Ils sont très caustiques, ne fusent point sur les tissus vivants. Comme dans les cas précédents, l'escarre est plus large que le morceau employé, mais peut-être moins que par les autres caustiques. Pour faire disparaître un trajet fistuleux, j'en ai fait usage à sec, et bientôt le malade en a senti l'effet, en moins d'une minute. Je n'ai point pris de précautions pour qu'il ne coulât pas, et j'ai vu qu'il était resté en place.

D'un autre côté, avec les proportions suivantes ,

Pr. Chaux. . . . . 5 parties.
Potasse. . . . . 5 *id.*
Baryte. . . . . 5 *id.*

le produit est plus dur et ne paraît pas moins caustique. A peine appliqué sur les chairs, il brûle et charbonne. Il est d'une couleur grise, ne me semble pas susceptible de couler, car il fond difficilement. Je préfère cette forme à la précédente, soit sous le rapport de la dureté, soit sous celui de l'action.

3° *Nouvelle pierre infernale.*

La fragilité de la pierre infernale ordinaire, qui me causa tant de frayeur un jour, comme je l'ai dit plus haut, m'avait fait désirer qu'on lui donnât plus de consistance. Aussi dans la recherche de caustiques, j'eus, pour arriver à ce but, l'idée de combiner le nitrate d'argent avec le nitrate de cadmium. Voici les proportions que j'essayai :

Pr. Nitrate d'argent. . . . . } āā parties égales.
— de cadmium. . . . . }

Faites fondre à une haute chaleur et coulez. MM. Habert et Hébert eurent encore la bonté de me faire cette nouvelle pierre infernale, et me donnèrent plusieurs bâtons d'un corps blanchâtre, solide mais à un haut degré, lorsqu'il a été suffisamment privé de son eau de cristallisation et chauffé un peu plus que la pierre infernale ; moins solide lorsqu'il a été retiré trop tôt du feu, et dans ce cas attirant activement l'humidité de l'air. L'eau qui se forme alors est caustique et noircit peu à peu la peau assez fortement. Ce double nitrate fait, comme la pierre infernale ordinaire, des escarres noires sur la peau, blanchâtres sur les chairs vives, mais est plus douloureux et cautérise plus profondément dans un instant donné. En quelques heures la dissolution de ce double nitrate fait passer les cheveux blancs qu'on y a plongés, du rouge, du violet au noir le plus beau. J'ai employé cette pierre assez souvent pour donner de la vivacité à des chairs indolentes. Toujours il atteignait vivement le but que je m'étais proposé ; mais il déterminait pendant longtemps de la douleur et de la chaleur non-seulement localement, mais encore dans le voisinage. Plusieurs fois même il a développé une assez forte fièvre pendant 3 ou 5 heures.

4e Observation.

Mme Val** portait à la partie inférieure et externe de la jambe gauche, une ulcération large comme une pièce de vingt sous, ou plutôt c'était une escarre grisâtre, légèrement rouge autour, douloureuse et donnant une suppuration légère. Cette escarre durait depuis 3 mois et avait été combattue par des moyens énergiques, mais sans succès. Cette dame, qui a 87 ans, en souffrait souvent beaucoup. Je la cautérisai avec la nouvelle pierre infernale, et bien que je ne l'eusse que peu fortement passée sur la plaie, la malade en souffrit pendant plus de 5 heures, et une escarre blanche et assez épaisse existait partout où j'avais promené le

4

double nitrate. Toutefois l'escarre tomba au bout de huit jours, et la malade est en voie de guérison.

En résumé, cette nouvelle pierre infernale me paraît plus active, plus douloureuse et plus persistante dans son action, que le nitrate d'argent. Elle est moins cassante lorsqu'elle est bien faite, et peut ainsi plus facilement être portée dans la profondeur de nos organes. Elle est aussi moins chère que celle de nitrate d'argent. Elle ne doit point détrôner celle-ci, mais elle est destinée à rendre de grands services à l'humanité souffrante. Une plus longue expérience instruira de ses avantages et de ses inconvénients : je l'invoque de tous mes vœux.

DES CAUSTIQUES MOUS OU DE CONSISTANCE MIELLEUSE.

Au premier moment, je ne voulais pas les essayer : je n'en voyais nullement les avantages ; mais lorsque je les eus appliqués sur des plaies pour voir quel en était l'effet, j'entrevis alors tout le parti qu'on en pouvait tirer dans la pratique médicale. En effet, ils se prêtent mieux que les caustiques liquides et même en pâte à la configuration des surfaces morbides. Ils ne glissent point aussi facilement, s'y attachant avec plus de force. Ils n'ont point non plus l'inconvénient de se disjoindre comme les escarotiques en poudre, et leur consistance étant assez grande, ils peuvent être introduits au bout d'un stylet, sans qu'ils tombent avant d'arriver à leur destination, soit dans une dent creuse pour cautériser le nerf, soit au fond d'un trajet fistuleux. Ils ne font point d'escarre plus large que la surface qu'ils occupent. Leur action est instantanée, mais se prolonge ensuite. Je les ai peu posés sur la peau, et je ne sais s'ils la détruiraient promptement : je le crois. En somme, ils ont d'incontestables avantages dans une foule de circonstances, que la sagacité du médecin découvrira aisément. La médecine ne possédait, avant nos découvertes, aucun caustique mou.

1° *Nitrate de cadmium.*

C'est celui qui, parmi les caustiques mous, possède l'apparence du miel au plus haut degré. Lorsqu'avec un stylet on le retire du tube où on l'a coulé, il s'attache à ce stylet, et peut être facilement porté où l'on veut. Son action est instantanée, et les escarres sur les chairs vives, sont blanchâtres et ont les plus grandes analogies avec celles que détermine le nitrate d'argent fondu : il cause beaucoup de douleurs, qui même se prolongent assez. Les escarres ne sont pas très profondes, et tombent 24 ou 36 heures après qu'elles ont été formées. Il brûle faiblement la peau, et les escarres deviennent d'un jaune légèrement brunâtre : elles y durent longtemps.

Je pense qu'il peut mieux remplir les indications que présentent au praticien les polypes du nez, de la matrice, etc., certains ulcères fistuleux, les ulcères du nez et du visage, etc. Dans une foule de maladies de la peau, il peut être utile, soit pour en changer la nature, soit pour y établir une espèce de fonticule et en amener la guérison. J'entrevois de nombreuses applications pour un caustique aussi puissant.

Il ne me paraît point attirer l'humidité de l'atmosphère. On l'obtient en faisant fondre le nitrate de cadmium. Je l'ai porté avec un stylet dans le fond d'un trajet fistuleux de la joue droite, et je m'en trouve bien.

2° *Double-nitrate de cadmium et de zinc.*

MM. Habert et Hébert, pour former ce double nitrate, employèrent parties égales de nitrate de cadmium et de nitrate de zinc, qui, comme on sait, sont des produits très déliquescents. Après les avoir fait fondre, ils n'obtinrent qu'un composé mou, moins consistant que le caustique de nitrate de cadmium, mais s'attachant facilement aussi au stylet qui l'enlevait du tube. J'en apposai sur une plaie indolente, et quelques minutes après le malade endura des douleurs extrêmes, me dit-il le lendemain. Du reste, il s'était formé des escarres blanchâtres qui avaient assez de profondeur, et qui n'occupaient que la place du caustique. Elles ne tombèrent qu'après 5 jours. Comme on le voit, l'action de ce double nitrate fut des plus vives : elle se fit sentir pendant trois heures, au dire du malade.

Malgré cette violence de douleur, je crois qu'on

peut utiliser le double nitrate que j'ai fait composer, soit à cause de sa consistance de miel, soit à cause de sa vive action. On peut avec lui guérir les cors aux pieds, les excroissances vénériennes, etc. Il ne s'altère pas sensiblement à l'air.

3o *Nitrate de cadmium et de sulfate de soude.*

Cette production est due à M. Hébert, qui, n'ayant obtenu par les essais précédents que des composés mous, tenta de donner de la solidité au nitrate de cadmium, en l'associant avec le sulfate de soude. Il obtint effectivement un caustique un peu plus solide, mais il avait encore la consistance du miel. Appliqué sur des plaies indolentes, il m'a paru avoir les mêmes propriétés que les deux caustiques que je viens d'examiner. Les escarres sont également blanchâtres et peut être produit-il moins de douleur.

DES CAUSTIQUES SOUS FORME DE PATE.

Parmi les caustiques que nous avons considérés jusqu'à ce moment, les uns, avons-nous vu, rougissent d'abord les surfaces membraneuses : tels sont les caustiques alcalins sous forme de poudre ou solidifiés. C'est là la raison pour laquelle ils font d'abord sortir le sang de ses canaux; ils le solidifient, lorsqu'ils sont appliqués sur des plaies ou des ulcères. Les autres, au contraire, ont pour premier effet de pâlir ces mêmes surfaces, comme on l'a vu par l'étude que nous avons faite des escarotiques mous et de la nouvelle pierre infernale. Cette classe fait sortir de ses canaux la lymphe et la partie séreuse du sang. Les caustiques qui vont encore nous occuper, sont également de deux sortes : les uns produisent une vive rougeur, une *réticulée*, comme je l'ai caractérisée dans ma classification des maladies de la peau, en 1831 ; les autres font naître des boutons, agissent sur les follicules, et il en résulte une petite collection de pus, un ecthyma qu'on pourrait nommer une *phlegmonule*. (*Précis d'une nouvelle doctrine médicale*, 1824.)

1° DES CAUSTIQUES RUBÉFIANTS SOUS FORME DE PATE.

Ce sont les caustiques qui peuvent rendre les plus grands services. On n'en connaissait qu'un seul jusqu'ici : c'était le chlorure de zinc, dont j'ai indiqué le premier le mode d'action sur la peau (*Traité de la cataracte*, 1842). Je viens en publier plusieurs. Etant fort déliquescents, ils se combinent facilement avec de la farine, et n'ont point besoin de mucilage, comme le recommande M. Canquoin, la farine en contenant un assez fort, le gluten. Sous cette forme, ils sont en feuillets ou en rubans, et ne peuvent que difficilement entamer la peau ; mais, appliqués sur des surfaces dénudées, ils cautérisent profondément. Je pense qu'on peut les employer avec du miel ou de l'axonge, et alors ils cautériseraient la peau avec force. Je crains qu'ils ne soient susceptibles d'être absorbés, l'iodure de mercure en particulier.

1° *De l'iodure de zinc.*

En portant à une dose élevée l'iodure de zinc, qu'on incorpore avec de l'axonge, on obtient une rubéfaction vive, prompte, fort douloureuse, et plus ou moins étendue, suivant la quantité employée. Je l'ai vérifié cent fois ; aussi je n'ai point fait de difficulté de l'employer comme caustique. Voici la formule que je donnai à MM. Habert et Hébert :

Pr. Iodure de zinc.	ãã parties égales.
Farine.	

Broyez bien, et réduisez en pâte qui forme un feuillet d'une ligne, sans y mêler de l'eau, l'iodure étant assez déliquescent.

Dès que j'eus un feuillet de ce caustique, j'en appliquai un morceau sur le sein de la personne dont je parlerai plus tard, et je mis tout à côté un autre feuillet d'égale dimension, et fait avec du chlorure de zinc. Je les laissai produire leur effet pendant quatre heures, et je vis que l'action était égale. Les deux escarres me parurent aussi profondes l'une que l'autre. Je ne l'ai pas expérimenté depuis ce moment ; mais son action énergique sur la peau, que j'ai le premier fait connaître (*Traité de la cataracte,* 1842), mais cette expérience que je viens de rapporter, mais la déliquescence même de ce médicament, m'engagent à le recommander comme un puissant caustique, qui doit être mis sur la même ligne que le chlorure de zinc. Il faut que la surface soit dénudée pour qu'il agisse fortement.

2° *De l'iodure de mercure sous forme de pâte.*

Lorsque j'incorpore avec de l'axonge l'iodure de mercure à la dose de dix grammes pour trente-deux de graisse, j'obtiens toujours de vives rougeurs avec de vives souffrances, que je fais du reste cesser immédiatement en les couvrant de farine sèche. Je ne mets donc point de doute qu'il ne soit un caustique puissant. Je l'emploierai sans doute bientôt, non seul, car je craindrais qu'il ne déterminât des accidents, mais associé au sulfate de cadmium, ainsi qu'on va le voir bientôt. Il me semble le plus énergique des iodures, et le plus escarotique par cela même.

Quant à l'iodure de potassium, il peut presque être mis sur la même ligne que l'iodure de zinc, pour les effets qu'il produit sur la peau, et je suis sûr qu'il est également caustique sous forme de pâte. L'iodure de baryum l'est moins.

Tous ces iodures étant plus ou moins déliquescents, on devra les préparer, comme l'iodure de zinc, avec parties égales de farine.

2° DES CAUSTIQUES PUSTULIFIANTS SOUS FORME DE PATE.

Les caustiques de cette classe sont du nombre des médicaments qui produisent des ecthymas ou phlegmasies folliculeuses (*voy.* mon *Mémoire sur ces phlegmasies*, 1820, et ma *Classification des maladies de la peau*, 1831). En effet, ils portent d'abord leur action sur les follicules, sur les bouches absorbantes principales, selon nous, et bientôt ils la communiquent de proche en proche et désorganisent, par leurs propriétés escarotiques, tous les tissus qu'ils rencontrent. Ils sont les plus puissants des agents qui nous occupent et les plus propres à combattre les cancers écrébriformes, comme je l'ai dit précédemment. Ils sont encore les plus capables d'êtres absorbés et de porter une action vénéneuse sur l'économie. L'acide arsénieux, le sublimé corrosif, l'émétique, les sulfates de zinc et de cadmium, etc., sont dans cette classe. Ajoutons que si l'on s'en sert pour injecter les cadavres, ils mégissent, c'est-à-dire qu'ils leur font perdre de leur poids. Employés en frictions, combinés avec de l'axonge ou de l'huile, ils ont pour propriété évidente de faire dissoudre les tumeurs lymphatiques surtout. Ils sont presque tous vomitifs au plus haut degré. Enfin, à des doses particulières, ils peuvent guérir facilement les ecthymas : *similia similibus curantur*. Telle est la véritable explication de ces paroles qui servent de base à la médecine homéopathique, et qu'elle ignore complétement elle-même.

1° *Du sulfate de cadmium en pâte.*

Le sulfate de cadmium, dont je ferai incessamment connaître toutes les propriétés médicinales, dans un ouvrage *ex professo*, est un médicament que j'emploie depuis 1826 contre la syphilis, et dont les vertus antisyphilitiques ont été, d'après ma prière, éprouvées, par ordre du gouvernement, à l'hôpital des vénériens. Employé en pommade, à la dose de douze grammes par trente-deux d'axonge, il produit une éruption folliculeuse aussi forte que l'émétique, moins forte que le sublimé corrosif. Mêlé à du sang-de-dragon, par tiers, et délayé avec un peu de salive, il est caustique puissant. Je l'ai appliqué sous cette forme sur une plaie, et j'ai obtenu une escarre profonde.

Voici la recette donnée :

Pr. Sang-de-dragon. . . . . . . 50 centigr.
Sulfate de cadmium. . . . . *idem.*

Mêlez et délayez avec de la salive avant l'application.

Il est douloureux, et paraît propre à suppléer l'acide arsénieux dans la poudre du frère Côme. Je pourrai sans doute dans peu m'assurer si mon assertion est fondée.

Le sulfate de cadmium anhydre me paraît jouir de

propriétés aussi éminentes. Je ne l'ai pourtant point encore essayé, mais j'espère en avoir bientôt l'occasion, et je ferai connaître le résultat que j'aurai obtenu. La poudre est ainsi formulée :

Pr.	Sang-de-dragon.	50 centigr.
	Iodure de zinc.	*idem.*
	Sulfate de cadmium anhydre.	1 *id.*

2° *Du sulfate de zinc en pâte.*

Il n'en est pas de même du sulfate de zinc : je l'ai éprouvé sur la peau sous forme de pommade, et il est caustique (*Traité de la cataracte*, 1842) à un haut degré, et à la même dose que le sulfate de cadmium. Il produit des pustules, et, par une conséquence rigoureuse, il peut remplacer l'acide arsénieux dans les cas où il était employé. Je n'ai pas trouvé de circonstances où j'aie pu le mettre en usage sous forme de pâte ; mais voici la formule que j'indique aux médecins :

Pr.	Sang-de-dragon.	50 centigr.
	Sulfate de zinc.	*idem.*

Mêlez et délayez avec de la salive avant de vous en servir.

3° *De l'émétine.*

Employée en pommade (voy. *Traité de la cataracte*), l'émétine détermine des boutons avec rougeurs, à la dose suivante :

Pr. Axonge. . . . . 32 grammes.
Emétine. . . . . 16 *id.*

Mêlez.

Il est donc certain que cette substance doit être caustique, appliquée avec du sang-de-dragon, et en pâte ; mais son action est inférieure à celle des sulfates que je viens de faire connaître.

Voilà donc plus de quinze caustiques dont j'enrichis la science chirurgicale.

Les uns ont été expérimentés plusieurs fois par moi, et leur puissance ne doit pas être mise en doute; tels sont les escarotiques en poudre, ceux qui sont solidifiés, ceux que je fais connaître sous l'apparence de miel et quelques-uns de ceux que j'applique sous forme de pâte. Les autres n'ont été essayés que sous forme de pommades, et ceux-ci, je les avais fait connaître dans un de mes ouvrages, en 1842. Les premiers, et surtout ceux qui sont solidifiés et mous, sont appelés à rendre d'immenses services. Ils viennent combler une grande lacune de la science. Le nitrate d'argent et le nitrate de cadmium fondus, en particulier, seront bientôt placés, je l'espère, parmi les caustiques les plus utiles et les plus commodes qu'elle possède. L'iodure tri-alcalin solidifié, dont la consistance est plus grande que celle du caustique Filhos, et qui me semble le plus résistant des escarotiques que nous ayons, sera recherché avec empressement, et quittera d'autant moins, je crois, la trousse du chirurgien, qu'il a aussi la supériorité sous le rapport de son énergie. D'un autre côté, ma nouvelle pierre infernale devra, au moins, tenir le même rang que l'ancienne, soit quant à son activité, soit quant à sa consistance. Relativement au tri-alcalin n° 2 solidifié, il sera, je pense, préféré à la potasse caustique, puisqu'il n'a point, comme elle, le grave inconvénient de se liquéfier et d'aller porter son action là où il existe des organes sains. En outre, quels services ne sont pas destinés à rendre les caustiques mous, inconnus jusqu'ici dans la science ! Et les iodures, quelle puissance ils ont ! Combien ils seront utiles ! Enfin, si je n'ai pas fait d'épreuves plus grandes sur les sulfates et l'émétine, je n'en persiste pas moins à les considérer comme de puissants caustiques, et le jour n'est pas éloigné, où ils seront reconnus comme tels.

5e *Observation.*

Squirres des deux seins ; — application des caustiques nouveaux sur le droit ; — guérison au bout de six semaines.

Mme T***, âgée de 41 ans, d'un tempérament sanguin et nerveux, dont la peau est très blanche et les cheveux comme du jais, portait, depuis deux ans, deux squirres aux deux seins. Nés graduellement et sans causes appréciables, ils avaient presque marché simultanément, et lorsque je les vis (avril 1843), celui du sein droit avait une dureté remarquable, était adhérent, envahissait non-seulement toute la glande mammaire, mais encore le tissu cellulaire de l'aiselle, et avait gonflé celui qui couvre l'articulation de l'épaule en avant. Celui du côté gauche, quoique moins gros, n'en était pas moins fort dur et s'était emparé de toute la glande, qui était cependant mobile. Du reste, le volume des glandes mammaires et du sein est peu considérable. Pendant trois mois et demi je fis faire alternativement des frictions avec la pommade d'iodure de zinc et celle de sulfate de cadmium, dont j'ai donné les formules dans mon *Traité des cataractes*. Le squirre droit avait bien diminué, n'avait presque plus d'adhérences au grand pectoral, mais il sortait du bout du sein un liquide assez consistant. Alors je l'attaquai par mes caustiques (21 août).

J'appliquai deux morceaux de sparadrap parallèles et entourant la moitié du sein par sa base, et le lendemain j'en fis autant pour le côté externe. J'appliquai une légère couche de mon tri-alcalin n° 1, et j'obtins en moins d'une heure une escarre large de quinze millim. et profonde. Les règles arrivèrent dès le lendemain, et ce ne fut qu'au bout de dix jours que je pus mettre une autre couche sur la portion centrale du sein. Cette couche fut trop légère à cause des prières de la malade. Le treizième jour, une portion de la première escarre tomba, et quelques jours après les deux de la base furent enlevées. Celles du centre le furent huit jours après leur formation. Il restait alors deux saillies de chairs que mon caustique n'avait atteintes que superficiellement. J'y appliquai sur l'une l'iodure et sur l'autre le chlorure de zinc, en feuillets égaux, et ces chairs furent détruites. Plus tard, j'en remarquai encore d'autres plus petites et saillantes vers le mamelon, et je les attaquai avec le caustique Filhos et avec l'iodure tri-alcalin solidifié, et la plaie alors fut belle. La cicatrice se faisait de la circonférence au centre, lorsque la seconde époque des règles vint, détruisit presque toutes nos cicatrices, et fit développer des eczémas assez nombreux sous l'aisselle. Je les pansai, ainsi que la plaie, avec de la charpie imprégnée d'eau de chaux, et la cicatrice reparut avec une grande rapidité. Aujourd'hui, six semaines après, tout est presque cicatrisé. J'espère que sous peu tout le sein le sera (3 octobre).

6e *Observation.*

Ulcères scrofuleux du cou et de la poitrine; guérison par les nouveaux caustiques.

M. H***, d'un tempérament nerveux, d'une constitution sèche, âgé de 54 ans, et dans une position gênée et imposant des privations, portait au côté externe gauche et inférieure du cou, un ulcère qui était assez large, profond et qui durait depuis quinze mois. A la partie supérieure de la poitrine, il en existait un autre qui était presque cicatrisé par en bas, et qui communiquait au précédent par un trajet fistuleux, couvert par une portion de peau : ce qui formait ainsi un pont de la largeur d'un millimètre au moins. L'ulcère de la poitrine était très large horizontalement et superficiel. Enfin il existait au bas du cou et à côté de l'autre un ulcère profond, qui avait fusé dans le tissu cellulaire qui est derrière la clavicule, et paraissait avoir plus de dix centimètres de profondeur.

J'appliquai sur le premier du tri-alcalin en poudre, le lendemain sur la portion de peau qui formait le pont, de l'iodure tri-alcalin en poudre, puis, quelques jours après, du nitrate de cadmium fondu et mou sur l'ulcère de la poitrine. J'eus, dans le premier endroit, une escarre large, profonde ; dans le second, une autre qui avait enlevé tout ce pont, et, dans le troisième, une escarre blanchâtre et superficielle, mais avec douleurs violentes et presque insupportables. Au bout de quinze jours, tout était presque cicatrisé, à l'exception de l'ulcère profond : mais les moyens d'existence lui manquant, le malade entra à l'hôpital, et je l'ai perdu de vue.

FIN.

www.ingramcontent.com/pod-product-compliance
Ingram Content Group UK Ltd.
Pitfield, Milton Keynes, MK11 3LW, UK
UKHW012103240726
13965UKWH00004B/1508

9 782013 487726